SUR UNE PROPOSITION

DE

PROPHYLAXIE TUBERCULEUSE

PAR

Le Dʳ Ad. NICOLAS

DE LA BOURBOULE

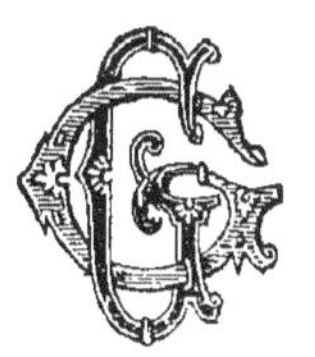

ANGERS

GERMAIN & G. GRASSIN, IMPRIMEURS-LIBRAIRES

40, rue du Cornet et rue Saint-Laud

1902

SUR UNE PROPOSITION

DE

PROPHYLAXIE TUBERCULEUSE

PAR

Le D^r Ad. NICOLAS

DE LA BOURBOULE

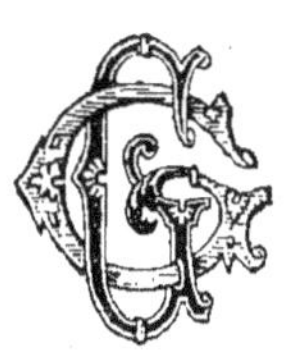

ANGERS

GERMAIN & G. GRASSIN, IMPRIMEURS-LIBRAIRES

40, rue du Cornet et rue Saint-Laud

—

1902

Sur une proposition de prophylaxie
tuberculeuse

J'ai été sollicité récemment en vue d'une tentative d'organisation de la prophylaxie tuberculeuse à Angers et dans le Maine-et-Loire.

Je n'étais pas précisément désigné pour cette tentative.

D'une part, ne pratiquant pas dans la localité où je ne réside que l'hiver, je ne connais pas les conditions dans lesquelles peut et doit s'exercer ici cette prophylaxie ; et, n'habitant que depuis peu de temps le pays, je n'en connais ni les besoins, ni les ressources.

D'autre part, mon admiration pour les progrès de notre art dans les dernières années du siècle n'est pas sans réserves ; je n'ai jamais évité, ni négligé l'occasion de protester contre les exagérations de l'hygiène à la mode, et ce n'est pas au moment où une loi aussi prétentieuse que vaine menace inutilement nos libertés professionnelles qu'il convient de s'incliner. Je suis de ceux qui se refusent à restreindre l'expérimentation aux instruments et aux procédés de laboratoire et qui trouvent excessive la part attribuée au parasitisme en pathogénie. Je m'étonne toujours que Pasteur, qui s'est montré si judicieux dans l'analyse des virus, ait cru qu'il est logique, pour apprécier la puissance génératrice d'un milieu vivant, de commencer par le « stériliser », c'est-à-dire y supprimer la vie ; — que la chimie, en même temps qu'elle ne désespère pas de fabriquer de toutes pièces du protoplasme vivant, conteste à l'organisme, qui fabrique le leucocyte, le pouvoir de fabriquer les plus élémentaires des « microbes » ; — que, dans la pratique, on incrimine avec tant de sévérité l'eau de rivière, alors que l'immense majorité des humains la boit impunément et ne boit pas autre chose ; — que l'on persiste à méconnaître systématiquement la supériorité de la filtration chimique, qui purifie l'eau des toxines dissoutes et peut-être de contages volatils inconnus, alors que la filtration mécanique la plus subtile n'en retient que les éléments figurés ; — que l'hygiène dite « politique » n'ait pas encore nettement distingué, au point de vue des besoins comme des ressources, Paris et la province, la ville et la campagne ; — que l'on ait pu dénoncer à grand bruit les cas contagieux dans des villes d'hôtels, alors que l'on était impuissant pour les combattre et que la contagion venait d'ailleurs ; — que Paris ait alors imposé à des localités rurales des mesures prophylactiques, qu'il n'appliquait pas : l'étuve coûteuse et souvent illusoire ; la canalisation méthodique des égouts qui grevait inutilement le budget des communes, dans les conditions où il eût suffi de leur imposer la simple charrette de vidange et l'épandage agricole, aussi efficace qu'il est paradoxal ; — que l'on préconise encore aujourd'hui la désinfection bruyante, alors que, dans la pratique, elle est si simple, par des moyens plus modestes et aussi sûrs ; — que, dans les travaux les plus récents sur la peste et les fièvres malariennes, on tende de plus en plus à réduire la prophylaxie à la destruction des rats ou des moustiques, alors que ces agents de la contagion ne sont, de l'aveu des expérimentateurs, que le véhicule d'un germe pris ailleurs et qui peut évoluer et infecter sans leur concours, dans des conditions où ces animaux ne manifestent pas leur présence et visiblement n'existent pas ; — que — pour en arriver à la prophylaxie tuberculeuse — on persiste à laisser dans l'ombre la notion traditionnelle du refroidissement, en exagérant, au delà de toute mesure, le rôle de l'infection ; — que dans l'installation des sanatoriums on arrive à faire bon marché des conditions d'altitude, car je cherche vainement, dans la plupart des nombreux travaux qui s'accumulent sur le sujet, cette notion capitale du calme de l'air, en hiver, dans les hautes régions, qui permet l'hygiène du plein air dans les habitations des hauteurs, alors qu'à mes yeux elle est néfaste dans la plaine ; calme corrélatif de l'absence de nébulosités, qui assure l'insolation directe et, à La Bourboule, par exemple, par une faible altitude de 852 mètres, permet d'observer couramment, en hiver, des températures au soleil de 40 et 42 degrés au-dessus de zéro, dans les matinées ensoleillées, ce qui, dans la plaine, paraît invraisemblable.

*
* *

Sans doute, il en est parmi nous qui partagent mon sentiment sur plusieurs de ces points, et, si nous ne sommes pas tous d'accord sur les notions primordiales, il n'y a certainement pas de dissidences, quand il s'agit d'améliorer l'état sanitaire et d'enrayer la mortalité par tuberculose ; et, s'il arrive que nous différions dans l'appréciation des causes, nous ne pouvons nous refuser à tenter d'en conjurer les effets, autant qu'il est possible de le faire, sans les bien connaître. Il est bien certain, dans tous les cas, que l'on ne trouverait parmi nous aucun de ces praticiens auxquels fait allusion un article récent émanant d'une plume autorisée et qui négligent l'hygiène parce qu'elle diminue la clientèle.

Qui sait, en ceci, ce que l'avenir nous réserve sous ce rapport, alors que, subordonnant la médecine à l'hygiène, la thérapeutique à la séro ou à l'opothérapie, l'École continuerait à narguer l'humidité froide et le préjugé des rhumes négligés, confondant en un même chaos consomption, phtisie, bacillose, tuberculose, comme le font visiblement certains maîtres, et inoculant à l'homme tant de vaccins de toute provenance, sans doute vigoratifs, mais qui ne peuvent manquer de modifier profondément sa nature, si peu qu'ils soient modificateurs.

Quoi qu'il en soit, le temps n'est pas venu où l'on pourra dissocier les professions d'hygiéniste et de médecin, comme le demande M. Vallin (*Revue d'hygiène*, janvier 1902). On peut le désirer comme lui : cela simplifierait bien des choses ; mais, pour ma part, si j'ai osé dire à la tribune de l'Académie qu'à mes yeux, *pour le médecin traitant*, l'intérêt du malade prime l'intérêt social, il ne m'est jamais venu à la pensée de sacrifier la société au malade ; et, dans le fait, il en est peu d'entre nous qui se désintéressent de la préservation, ailleurs même que dans les villes d'hôtels, où cette prophylaxie est d'une importance capitale.

J'ignore dans quelles mesures et dans quelles conditions sévit la tuberculose dans la ville et le département ; cependant, tout en déclinant toute direction de cette prophylaxie, je n'ai pas cru devoir refuser mon concours à la Ligue antituberculeuse, dont la propagande est, vous le savez, très active et qui, si je ne me trompe, a déjà fait une tentative pour qu'Angers s'inscrive sur la liste déjà longue des villes qui s'associent à son œuvre.

*
* *

Nous savons tous que cette prophylaxie tuberculeuse se distingue suivant que l'on se propose :

De restreindre la contagion en isolant les phtisiques ;

De désencombrer les hôpitaux, où ces malades créent une atmosphère malsaine et directement nocive ;

De donner à une catégorie intéressante de malades une somme de confortable que les hôpitaux ne peuvent leur procurer ;

De garantir la famille : enfants, époux, domestiques ;

De prémunir l'individu contre les chances de consomption, de phtisie, de bacillose, de tuberculose, d'où qu'elles viennent, héréditaires ou acquises.

*
* *

Et, d'abord, puisque le malade crée un foyer d'infection, c'est l'individu que la prophylaxie doit viser en premier lieu.

En dehors de la question d'hérédité, il ne paraît pas douteux que notre race a dégénéré ; le nombre de ménages stériles, autant qu'on peut l'apprécier, témoigne que sa fécondité périclite ; sa complexion est plutôt chétive ; sa mentalité plutôt veule ; sa résistance aux contages ou aux intempéries précaire ; et, si la bacillose ou la consomption d'emblée sont discutables, il n'est pas douteux que la misère organique prédispose à la phtisie et que les résidus des fluxions pulmonaires sont d'autant moins facilement résorbés et que ces fluxions elles-mêmes sont d'autant plus nocives que la vitalité des tissus est moindre.

Dans ces conditions, la prophylaxie tuberculeuse prescrirait de restaurer la race, de ménager le corps et le cerveau ; de prévenir les fluxions pulmonaires. Si nous ne pouvons rien pour la race ; si les servitudes sociales impliquent le surmenage scolaire et militaire aux époques scabreuses de l'adolescence et de la jeunesse ; si la civilisation qui décime les peuples enfants nous use nous-mêmes, nous étiole et nous a trop raffinés, du moins pouvons-nous nous mettre en garde contre le froid congestivant et, sinon conjurer l'intempérie, du moins prévenir ses conséquences banales : les fluxions de poitrine.

En ceci, je me sépare de l'hygiène nouvelle qui dédaigne l'abri perfectionné par nos pères, méprise le courant d'air, ouvre les fenêtres de chambres de malades et les portières des wagons, supprime les rideaux du lit et toute espèce de tenture productrice..... Sans partager cette manière de voir, on ne peut qu'encourager la surveillance et l'emménagement des poussières d'appartements ; l'aération des locaux, l'antisepsie des ustensiles, des jouets, des livres, du mobilier, des vêtements ; et tous les enseignements qui mettront en garde contre les périls de la promiscuité familiale, conjugale ou sociale. Sur ce point tout le monde est d'accord ; encore faut-il que la propagande antituberculeuse soit ici particulièrement prudente ; car, de nos jours, on s'est trop peu gardé de terroriser les familles. Elles croient volontiers que l'on peut impunément « promener » les rhumes, pourvu que l'on se défie des caresses et du baiser, qui cependant me paraît, à moi, assez inoffensif, à la condition, pour parler le langage de nos pornographes, que les langues ne fassent pas connaissance ! C'est vous dire que j'approuve le crachoir sous toutes ses formes, bien que je me sois opposé ailleurs à ce que l'on abusât des étiquettes et des pancartes qui défendent de cracher par terre et qui, en faisant appel au dégoût, prosaïsent nos fêtes les plus réjouissantes ; car on les retrouve partout : sur les murs des établissements publics, *intus et extra*, sur le tronc des pins, des bouleaux et des hêtres, sur les bancs des avenues et jusqu'au sommet des pics sourcilleux. Ce n'est pas dans une intention élogieuse que j'ai proposé pour armoiries à la médecine contemporaine un écusson *d'argent, semé de bacilles d'azur, avec, en cœur, un crachoir de sable* ; cependant, je ne vois pas pourquoi l'on ne réglementerait pas ce genre d'exonération comme tout autre, à la condition de n'exagérer ni la sanction pénale, ni la valeur prophylactique du crachoir de poche, du mouchoir en papier ou des poteaux récepteurs[1].

Tout le monde approuverait, de même, une propagande judicieuse par les conférences ou les traités populaires : un concours a été institué à Berlin, en 1899, pour le meilleur ouvrage populaire sur la tuberculose du peuple ; et l'ouvrage récompensé du Dr Knopp vient d'être traduit en français par mon confrère de La Bourboule, le Dr Sersiron, secrétaire de la Ligue. Cette brochure me paraît recommandable sans réserves.

*
* *

Les considérations qui précèdent s'appliquent surtout dans cet état intermédiaire, rarement primitif, le plus souvent consécutif à des affections de poitrine d'allure plus ou moins banale, et que l'on a vaguement désigné sous le nom de prétuberculose. Ce n'est souvent qu'une prédisposition, mais une prédisposition du second degré, pourrait-on dire ; car le prétuberculeux est déjà un malade.

Pour la classe pauvre, l'hygiène sociale, l'économie sociale et, en leurs noms, la Ligue antituberculeuse, pro-

---

[1] Dans une statistique publiée, il y a trois mois, par M. Périer, sur 3,010 personnes ayant passé devant les crachoirs de la gare du Nord, à Paris, 42 ont craché par terre et 6 ont craché dans les crachoirs.

posent le dispensaire, où l'ouvrier malade reçoit des avis médicaux et des remèdes, sans être soustrait à sa famille et au travail.

Nous serons encore, je suppose, unanimes à voter pour la ville des institutions de ce genre. C'est un second point qui est soumis à l'examen de notre Société.

Pour la classe riche, la vie dans la famille, sous la direction d'un bon médecin, n'est pas, sans doute, incompatible avec un traitement curatif efficace ; et, s'il est vrai que la phtisie soit curable, à cette période, ce dont personne ne doute, il est vrai aussi que c'est presque exclusivement dans cette classe de malades que l'on peut compter sur la guérison.

Encore faut-il que la discipline du malade dans sa famille soit sévère, le malade docile, le médecin éclairé, judicieux et surtout écouté. Or, il faut bien le dire, ces conditions ne sont pas toujours réunies.

C'est l'avantage des sanatoriums réellement dignes de ce nom. Ils accueillent très volontiers ce genre de malades ; mais combien sont installés dans les conditions désirables ? Sans condamner absolument les sanatoriums de plaine, je dois dire que je leur préfère, sans réserves, les sanatoriums des hauteurs, où l'installation sera plus facile, si l'entretien y est plus coûteux ; où la « galerie de cure » est d'une orientation si simple et où le malade, pouvant vivre en plein air, pour les raisons que j'ai indiquées, jouira du soleil, sans craindre le vent. A ceux d'entre nous qui voudraient éviter à ces malades les inconvénients de la séquestration, de l'isolement, de l'exil, pourrait-on dire, je rappellerai que les villes de cure sont organisées pour la distraction et le plaisir, qu'elles sont souvent populeuses.

A cet égard, les dispositions morales d'un sujet entrent pour beaucoup dans les résultats. Le jeune homme qui doit plus tard gagner sa vie est certainement dans des conditions moins avantageuses que le désœuvré qui ne recherche que des distractions mondaines ; et la résignation est ici le meilleur auxiliaire du médecin.

*
* *

Les sanatoriums populaires sont, à mes yeux, des hospices de tuberculeux ; ou, du moins s'ils n'en prennent pas le nom, dans le but de sauvegarder l'espérance, je ne les conçois que comme des asiles où le tuberculeux pauvre, qui est toujours condamné, achèvera sa vie piteuse dans un confort relatif, que la civilisation lui doit peut-être et qu'il acceptera certainement sans déplaisir, la plupart du temps.

Et, tandis que les sanatoriums des hauteurs sont, jusqu'à nouvel ordre, trop dispendieux, eu égard aux ressources dont disposent partout l'hygiène sociale et l'assistance, les hospices dont il s'agit sont à leur portée comme tout autre asile d'incurables, ni plus, ni moins. Toutefois, je me permets encore de demander, étant donné que le lit du tuberculeux dans un sanatorium populaire revient à 5,000 francs au minimum, si l'on ne trouverait pas un meilleur mode de répartition et d'utilisation sociale d'une somme pareille, qui, dans les conditions où nous vivons, représente, pour une famille bourgeoise, une « honnête aisance ».

*
* *

Je m'excuse d'avoir aussi longtemps occupé l'attention de la Société, pour ne faire qu'effleurer le sujet. Je termine en demandant qu'une Commission soit nommée pour l'approfondir. Sans quitter le terrain pratique, et en divisant le travail, cette Commission de praticiens pourrait, je crois, être utile à la science autant qu'au pays et, sans doute, établir les bases d'une prophylaxie efficace et judicieuse, à laquelle nous n'aurions pas de peine à intéresser les pouvoirs publics dans la commune, le département et le pays, outre qu'il n'est pas interdit d'espérer le concours généreux des gens charitables.

Angers, imp. Germain et G. Grassin. — 2543-2.